HYGIÈNE MILITAIRE

LE TABAC

SON AVANTAGE — SES INCONVÉNIENTS

CONFÉRENCE FAITE A MM. LES OFFICIERS
PENDANT SON STAGE AU 100ᵉ RÉGIMENT D'INFANTERIE

PAR

Le Dʳ Louis DUPRÉ

Médecin-major de 2ᵉ classe
Ancien chef de clinique à la Faculté de Montpellier
Médecin consultant aux eaux de Cauterets

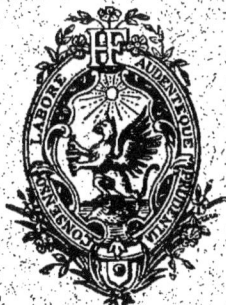

MONTPELLIER
IMPRIMERIE CENTRALE DU MIDI
(Hamelin Frères)

—

1888

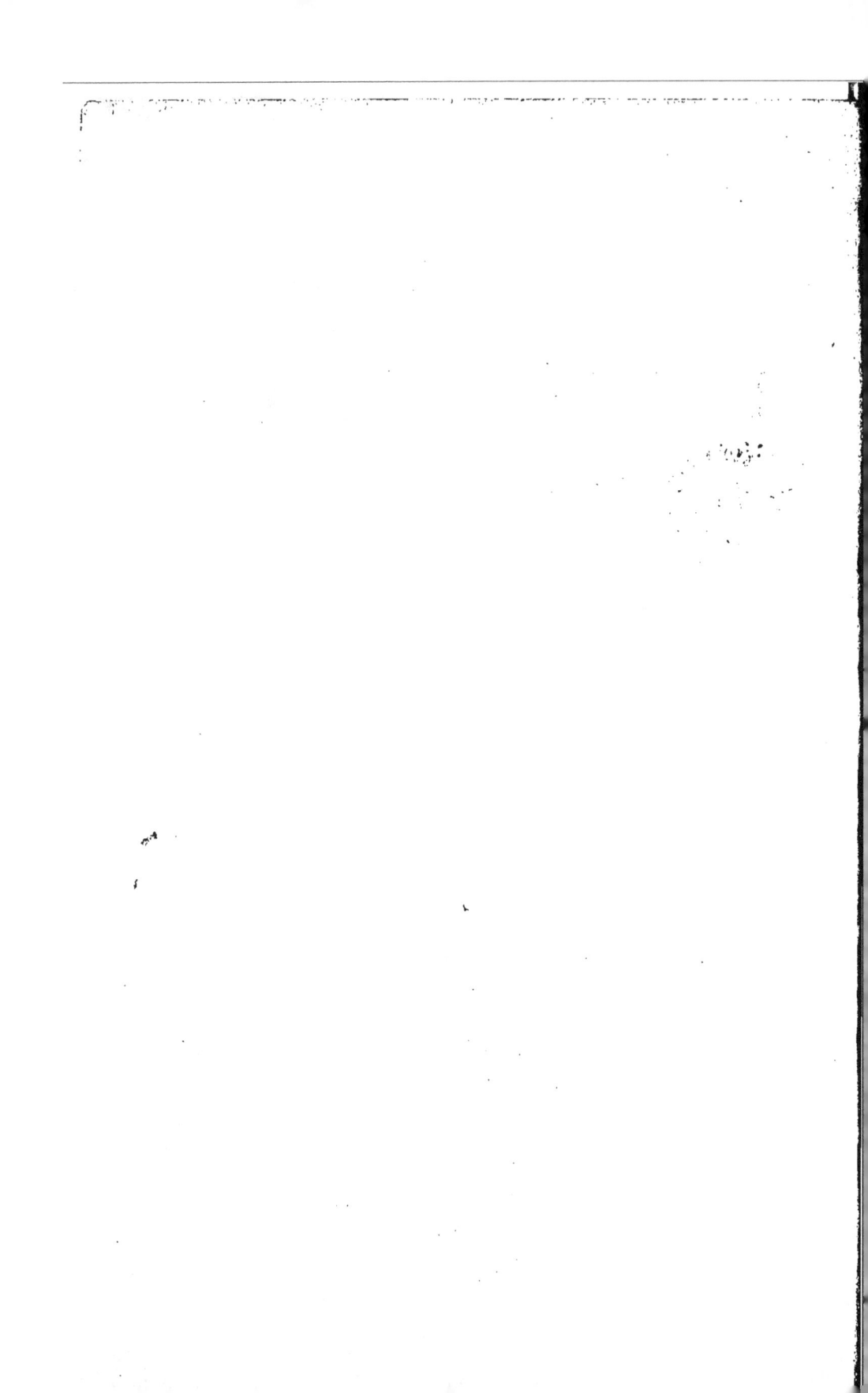

HYGIENE MILITAIRE

LE TABAC

SON AVANTAGE — SES INCONVÉNIENTS

CONFÉRENCE FAITE A MM. LES OFFICIERS

PENDANT SON STAGE AU 100ᵉ RÉGIMENT D'INFANTERIE

PAR

Le Dʳ Louis DUPRÉ

Médecin-major de 2ᵉ classe
Ancien chef de clinique à la Faculté de Montpellier
Médecin consultant aux eaux de Cauterets

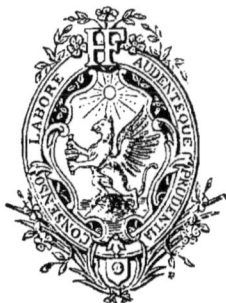

MONTPELLIER
IMPRIMERIE CENTRALE DU MIDI
(Hamelin Frères)

—

1888

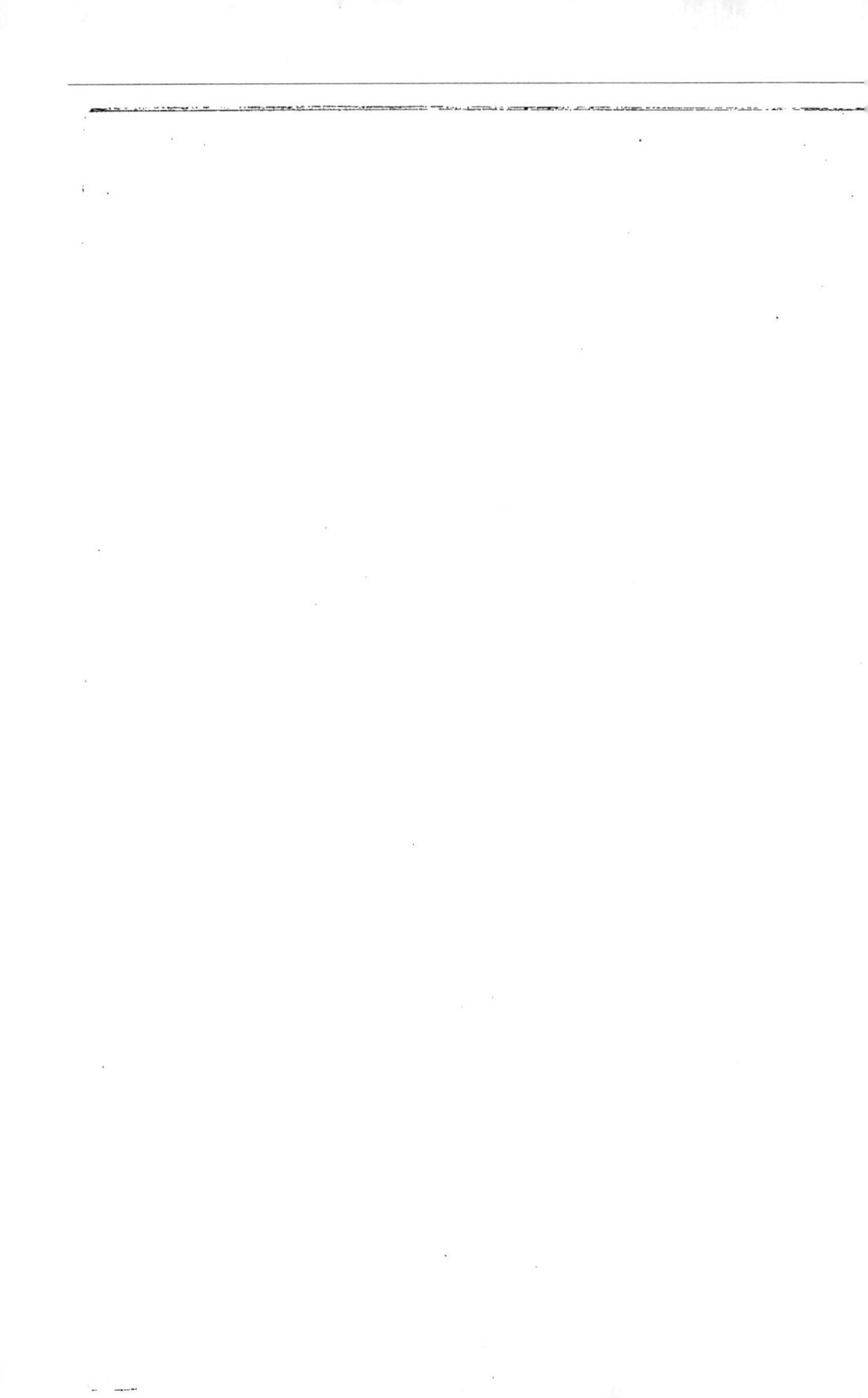

LE TABAC

SON AVANTAGE — SES INCONVÉNIENTS

MESSIEURS,

Le tabac considéré au point de vue hygiénique, tel est, vous le savez, le sujet que je me propose d'étudier aujourd'hui devant vous.

Le tabac est une plante de la famille des Solanées, désignée en botanique sous le nom de *Nicotiana tabacum* et ainsi appelée à cause de Nicot, qui, sous François Ier, l'introduisit en France.

Ce sont, pour ainsi dire exclusivement, les feuilles de cette plante que l'on emploie tous les jours, soit à l'état de poudre (tabac à priser), soit à l'état de feuilles (cigares, tabac à chiquer), soit à l'état filiforme ou capillaire (tabac à fumer).

Ces diverses formes sous lesquelles cette plante est ainsi livrée à la consommation résultent des opérations que l'on fait subir aux feuilles dans les manufactures ; ce sont : la pulvérisation, la dessiccation, l'enroulement et la fermentation.

Le tabac est donc prisé, fumé ou chiqué.

La première et la troisième de ces habitudes tabagiques sont extrêmement rares dans l'armée. Celle-ci, fort répandue à un certain moment dans la marine, a de nos jours de la tendance, je ne dirai pas à disparaître complétement, mais à subir une sérieuse atténuation.

Sans entrer dans les raisons qui ont pu, pendant longtemps et de nos jours encore, motiver cette préférence dans la marine, je désire m'occuper, pour ainsi dire exclusivement, de la seconde habitude, qui est celle de fumer. Elle est de beaucoup la plus commune et la plus répandue, comme aussi la plus dangereuse par ses conséquences, aussitôt surtout que la simple habitude, que l'on peut qualifier d'hygiénique, se transforme en excès ou en abus.

Les effets d'ailleurs qui résultent de l'habitude de priser ou même de chiquer ne diffèrent pas sensiblement de ceux qui peuvent être la conséquence du fumer. J'en indiquerai, chemin faisant, les analogies et les dissemblances.

Mais pourquoi fume-t-on?

On fume le plus souvent, et tout d'abord, parce qu'on voit fumer les autres.

Ce n'est pas qu'on éprouve, au début du moins, une satisfaction quelconque, un plaisir réel à fumer. Tout au contraire.

Sans parler, en effet, de la sensation désagréable qui résulte pour la bouche et le pharynx (arrière-gorge), pour l'arbre bronchique ou respiratoire, pour le poumon enfin, du contact des vapeurs irritantes du tabac, et à ne considérer que les troubles, digestifs (indigestion, vomissements) ou nerveux (vertige, état d'ébriété), qui sont la conséquence d'un premier cigare, nous verrons aisément qu'il n'y a pas lieu d'être encouragé par une première tentative de cette nature.

Heureux ceux qu'un premier accident de cet ordre peut rebuter définitivement et pour jamais! C'est là, il faut le reconnaître, hélas! l'exception rare, très-rare. Le plus souvent, au contraire, l'amour-propre s'en mêle. Jeune, d'ordinaire au moment d'un premier essai, on veut être homme avant l'âge, et il semble qu'on le sera le jour où l'on pourra fumer comme son père, comme un parent, comme un ami, qui fument et fument beaucoup sans le moindre inconvénient, en apparence du moins.

On est prudent tout d'abord, on fume peu, et bientôt, la volonté et l'habitude aidant, la tolérance est acquise. Il en est du tabac comme de l'alcool, de l'opium et de l'arsenic, que l'habitude rend supportables à des doses même élevées, à un moment donné.

Ces doses finissent par être nécessaires, elles font partie intégrante des besoins de l'organisme, qui désormais ne s'en passe que difficilement; quelquefois même il lui est *impossible* de s'en départir, à moins de rencontrer, ce qui n'est pas commun, une volonté et une énergie à toute épreuve, qui font parfois défaut, même lorsqu'elles sont absolument indispensables, c'est-à-dire, par exemple, au cours d'une maladie développée sous l'influence de la funeste habitude, ou qui, pouvant avoir une origine différente, se trouve aggravée ou prolongée par elle.

N'avez-vous jamais éprouvé vous-mêmes, Messieurs, si vous êtes fumeurs, cette satisfaction mêlée d'un léger sentiment de tristesse qu'éprouve, à l'odeur des vapeurs tabagiques, celui qui, pour un motif quelconque, n'a pu se livrer depuis quelques jours à l'habitude favorite ?

Un simple rhume suffit parfois pour mettre le fumeur, pourtant raisonnable, dans cette situation.

Que d'énergie de volonté lui faut-il alors pour ne pas fumer ce que l'on fume à côté de lui (cigare, cigarette ou pipe), dont il a l'habitude et, le mot est parfois applicable, la passion, alors qu'à tout instant, comme pour rendre son supplice plus grand, son désir plus intense et sa volonté moins ferme, de nouvelles bouffées montent jusqu'à son odorat, et viennent rappeler au sens et à la mémoire qui les avaient parfois oubliées l'odeur et les souvenirs agréables, je pourrais presque dire la sensation habituelle et délicieuse du tabac !

L'habitude est, sans contredit, la raison principale pour laquelle on fume ; mais elle est singulièrement accrue et favorisée par le désœuvrement.

Que de fumeurs vous diront: « Tant que mon travail (quel que soit ce travail) me captive, m'occupe, m'enlève en un mot la pensée du tabac, je ne fume pas. Mon travail aussitôt terminé, si je prends un instant de repos, si je flâne un peu, l'idée de fumer me revient, et je suis obligé de satisfaire mon désir »!

Reste-t-il un jour inoccupé à ne rien faire, il fume beaucoup plus, parfois même toute la journée. C'est ainsi que nous voyons chez certains propriétaires, chez certains rentiers oisifs, l'habitude de fumer prendre des proportions souvent considérables. On voit aussi cette habitude contractée par certains hommes de cabinet. Je connais un professeur de l'enseignement supérieur qui fume journellement, à la pipe, un paquet de tabac de 250 gr.

Il ne faut pas, pourtant, croire que l'habitude ou l'oisiveté soient les seuls motifs pour lesquels on fume : il faut aussi tenir compte de l'impérieux besoin résultant pour l'organisme de la répétition de l'habitude contractée.

Il y a là quelque chose d'analogue à ce qui se passe pour l'alcool, comme pour l'opium, la morphine, etc.

« Qui a bu boira », dit le proverbe avec juste raison.

J'ai connu, pour mon compte, un ataxique russe, qui, en raison des douleurs fulgurantes très-vives qu'il éprouvait, du fait même de sa maladie (ataxie locomotrice), en était arrivé à s'injecter sous la peau, en vingt-quatre heures, 30 centigr. de morphine, qu'il supportait d'ailleurs admirablement, par habitude, alors que la dose ordinaire et suffisante de ce moyen est de 1 à 2 centigrammes par jour.

Nous lui avons prescrit, le premier jour, une solution à 10 centigrammes, dans l'espoir de le tromper et de lui faire perdre sa funeste habitude. Il le reconnut, et son anxiété fut telle ce jour-là, en raison non pas de sa maladie, mais simplement de la diminution de la dose de toxique habituellement employée (suffisante à 10 centigrammes pour déterminer des accidents graves et peut-être mortels chez tout autre individu qu'un morphinomane), qu'il nous a menacé de se donner volontairement la mort en se jetant par la fenêtre, si nous lui refusions sa dose ordinaire.

Je dois ajouter tout de suite que ce malade, fort intelligent d'ailleurs, finit par se débarrasser de sa pernicieuse habitude, en diminuant progressivement, et de jour en jour, la dose de morphine injectée.

Ce qui se passe pour l'alcool, la morphine, l'arsenic, etc., se produit également pour le tabac.

Je me rappellerai toujours le fait relatif à un jeune docteur, aujourd'hui professeur de Faculté, qui, soldat pendant la guerre, m'a déclaré avoir préféré, après trente-six heures de jeûne, fumer une pipe que de prendre la moindre nourriture.

La question de dose joue peut-être ici un rôle moins considérable que pour la morphine.

La nécessité du tabac existe bien plutôt pour l'excitant lui-même que pour la dose à laquelle il est employé.

Le tabac se rapproche à cet égard beaucoup plus de l'alcool que de la morphine ou de l'opium.

Quelques hommes decabinet ont besoin pour travailler de recourir à l'excitation du tabac. On considère cet état comme un degré d'intoxication chronique très-avancé.

Le tabagisme est une habitude, j'allais dire un vice ubiquitaire, c'est-à-dire qu'il existe partout, sur tous les points du globe, contrairement à ce qui s'observe pour l'opium, que l'on fume surtout en Orient (Chine et Japon), et pour l'arsenic, que l'on mange principalement dans le Tyrol (mangeurs d'arsenic) afin de se rendre plus *volatil,* suivant l'expression même de ceux qui en font usage, et afin de pouvoir gravir plus facilement les plus hautes montagnes du pays.

L'habitude et le désœuvrement ne sont donc pas les seules raisons pour lesquelles on fume, à moins que, donnant au mot *habitude* son extension la plus large, on n'entende par là, sinon la nécessité de l'agrément qui résulte de l'action de fumer, du moins le bien-être qui lui succède immédiatement après ; bien-être absolument relatif et qui consiste bien plutôt à voir disparaître le malaise, l'anxiété que l'on éprouve par suite de la privation momentanée de l'habitude impérieuse et plus ou moins invétérée, qu'à voir la satisfaction de ce besoin suivie d'un accroissement de vie, comparable en quoi que ce soit à celui que procure l'alcool et dont je vous ai précédemment entretenus.

Une distinction fort importante me paraît, au point de vue

du tabac, devoir être faite entre le besoin et le désir de fumer.

Le second l'emporte ici, à mon avis, sur le premier, contrairement à ce qui se passe dans la morphinomanie, où la gustation joue un rôle secondaire, je puis dire absolument nul, et où le besoin est impérieux, au point d'exposer au suicide volontaire le morphinomane que l'on prive de sa ration habituelle de toxique.

L'alcool, à ce point de vue, paraît pouvoir servir d'intermédiaire entre l'opium, ou la morphine, et le tabac.

Comme dans le tabagisme, on retrouve en effet dans l'habitude alcoolique une sensation gustative à satisfaire, mais aussi une excitation générale, beaucoup plus évidente dans le second cas que dans le premier.

Il ne faudrait pourtant pas croire que le tabac fût dépourvu de toute action physiologique ou même pathologique sur l'organisme, suivant les doses employées, comme j'espère pouvoir vous le démontrer.

C'est ici que devient nécessaire la distinction des diverses formes sous lesquelles on fait usage du tabac, de la quantité du principe actif, en un mot de la nicotine qu'il contient et des doses journellement employées.

J'envisagerai d'abord les effets généraux du tabac, qui se réduisent à ceux de son alcaloïde, la nicotine.

Je mentionnerai ensuite les effets locaux, différents suivant la forme qui préside à son absorption, suivant, en d'autres termes, son mode d'emploi.

Les effets de la nicotine sont de deux ordres : nerveux et musculaires.

Les muscles qui se laissent plus facilement impressionner par elle sont ceux de la vie organique, ou muscles lisses, absolument indépendants de la volonté.

Ces muscles entrent dans la composition des parois vasculaires, artérielles en particulier, comme dans celles des viscères creux d'une manière générale.

L'estomac, l'intestin, la vessie, sont pour ainsi dire exclusivement composés, dans leur partie musculaire, de fibres lisses.

Le cœur seul, parmi les organes creux, fait exception à la loi générale. Composé de fibres striées, il se rapproche par là des muscles de la vie de la relation dont les contractions sont soumises à la volonté ; il s'en éloigne, au contraire, par sa contractilité, absolument involontaire.

Ces effets de la nicotine sur les fibres musculaires lisses se manifestent du côté de l'estomac par des contractions fibrillaires et péristaltiques, qui, à jeun, déterminent chez le fumeur un certain malaise, comparable à celui qui résulte des crampes de cet organe : anxiété d'autant plus pénible et d'autant plus marquée que la vacuité gastrique est plus grande et que, par suite, la tendance au vide abdominal est plus intense. Il se produit alors des éructations, le plus souvent faciles, quelquefois assez difficiles à obtenir, surtout quand l'estomac est dilaté.

Si le fumeur n'est pas à jeun, ces contractions, se produisant au moment même de la digestion gastrique, la facilitent au contraire et l'activent singulièrement.

Les effets de la nicotine ou du tabac sur l'intestin sont analogues ou identiques à ceux que nous lui avons vu exercer sur l'estomac.

C'est ainsi que sous leur influence les contractions vermiculaires et péristaltiques de l'intestin se produisent, ou par simple propagation des premières réveillant et déterminant les secondes, ou par action directe de la nicotine ingérée sur les fibres musculaires lisses intestinales.

De là l'utilité du tabac dans la constipation en général, que l'on voit souvent disparaître, par exemple, après qu'on a fumé une pipe, comme l'a si judicieusement fait observer Trousseau, et comme chacun de vous, le cas échéant, peut facilement s'en convaincre. De là aussi l'utilité, grande quelquefois, de lavements d'infusion de tabac dans certaines maladies fort graves de l'intestin, telles que : l'obstruction intestinale, la hernie étranglée, le volvulus, l'iléus, etc., etc.

Cette action de la nicotine sur les fibres musculaires lisses ne s'exerce pas seulement sur celles qui entrent dans la structure intime des parois de la plupart des viscères creux ; elle se produit également sur les fibres musculaires de même nature que l'on rencontre en si grande abondance dans la texture des parois du système circulatoire (cœur non compris), principalement dans les artères et, surtout, dans les artérioles.

En effet, les grosses artères, celles qui émergent du cœur lui-même (aorte), ou qui sont situées dans son voisinage (tronc brachio-céphalique, carotides, sous-clavières), sont pour ainsi dire presque exclusivement composées de tissu élastique proprement dit.

L'épaisseur, ou la prédominance de ce tissu, diminue et s'efface même complétement, au fur et à mesure que l'on s'approche des artérioles de plus petit calibre, à mesure en un mot que, s'éloignant du cœur, on se rapproche davantage de la périphérie et, par suite, des vaisseaux capillaires.

Avant d'arriver à ceux-ci, on rencontre les artérioles terminales, ou de très-petit calibre, qui sont presque exclusivement musculaires et, à peu de chose près, nullement élastiques. Cela se conçoit sans peine si l'on songe un instant au rôle dévolu aux artères, considérées à leur origine cardiaque et centrale, ou au contraire à leur périphérie.

Les premières ont, en effet, à supporter une tension extrême, due à l'impulsion énorme que le cœur imprime, à l'état normal et à chacune de ses contractions, à la colonne sanguine qu'il lance, et dont il favorise la progression d'une manière intermittente.

Cette force d'impulsion, cette tension intravasculaire, diminuent de plus en plus au fur et à mesure que l'arbre artériel se divise et s'élargit davantage, à mesure que les obstacles périphériques augmentent.

Contre cette énergie d'impulsion, le tissu élastique, dont se compose presque exclusivement la paroi des grosses artères, oppose une résistance forte, une élasticité grande et, au contraire, une extensibilité faible, qualités bien différentes de celles du tissu musculaire.

Plus loin au contraire, à la périphérie, en raison du ralentissement subi par la circulation sanguine d'une part et à cause, d'autre part, des nombreux obstacles viscéraux et veineux qu'elle a à surmonter, on comprend aisément et l'on s'explique la nécessité et l'existence d'un piston périphérique.

Ce piston est représenté par l'épaisse couche de fibres lisses qui constitue, pour ainsi dire à elle seule, la paroi vasculaire des artérioles, et qui assure désormais la progression de la masse sanguine ralentie, vouée sans elle à une stagnation persistante et désastreuse.

Ces contractions artérielles périphériques, accrues sous l'influence de la nicotine, ont pour effet immédiat l'accélération des contractions du cœur et des battements de cet organe, par activité plus grande de la circulation périphérique et allégement directement proportionnel du travail du cœur, dont l'augmentation, d'après la loi de Marey, se traduit au contraire par un ralentissement des contrations de cet organe, qui gagnent en intensité ce qu'elles perdent en fréquence. Nous verrons plus loin dans quelles conditions, malheureusement trop communes, le fumeur en arrive à ce dernier résultat.

Cette activité plus grande de la circulation sous l'influence de la nicotine, comme aussi l'action spéciale que le principe actif du tabac exerce sur les fibres musculaires lisses de la vessie, nous expliquent la fréquence de l'urination ou de la miction, qui en suit habituellement l'usage.

Je dis fréquence et non abondance ; car il résulte de mes observations personnelles, conformes d'ailleurs, à cet égard, à celles de la plupart des auteurs qui se sont occupés de la question ; il résulte, dis-je, de ces observations, que, sous l'influence du tabac, on urine souvent, mais on n'urine pas toujours beaucoup.

Supposez que les doses faibles, que nous aurons à préciser dans un instant, et faiblement excitantes que nous venons de signaler, sous l'influence desquelles l'intelligence elle-même paraît accrue et rendue plus lucide, soient dépassées, et aussitôt vous observerez des phénomènes inverses de ceux que je viens de vous indiquer.

Sans parler, en effet, de la parésie ou même de la paralysie des fibres musculaires lisses, qui, si elle se produit, est au moins tardive, et à ne considérer que la contracture de ces mêmes muscles, qui succède, sous l'influence de doses fortes, à la contraction primitive des doses faibles, il est facile de comprendre qu'au lieu de favoriser les fonctions digestive, circulatoire, nutritive, urinaire même, ces contractures s'opposent, dans une certaine mesure, à l'accomplissement normal et régulier de ces diverses fonctions.

C'est ainsi qu'à la salivation, dont nous n'avons pas encore parlé et qui se produit assez abondante sous l'influence du tabac, succède la sécheresse de la gorge, le pyrosis, cette sensation de brûlure qui s'étend de l'arrière-gorge jusqu'à l'estomac, et qui devient un accident les plus pénibles, que le moindre renvoi exagère et accroît souvent dans considérables proportions.

Aux contractions gastriques et intestinales, accrues tout à l'heure sous l'influence de doses faibles, succède maintenant et se substitue la contracture tétanique des parois musculaires de l'estomac, de l'intestin et des éléments vasculaires qui entrent dans leur composition ou leur texture.

De là l'indigestion, par immobilisation et diminution ou arrêt des contractions péristaltiques normales de ces organes, comme aussi par atténuation ou même suppression des divers sucs qu'ils élaborent à l'état normal, et qui contribuent puissamment aux divers actes chimiques de la digestion ; de là l'anxiété épigastrique et précordiale, plus grande encore que tout à l'heure, quand l'individu était à jeun et l'estomac en état de vacuité ; de là, à l'état de réplétion, l'indigestion la plus complète, venant ajouter à la gêne cardiaque, qu'il me reste à vous signaler maintenant, une gêne plus considérable encore, du fait même de l'inertie stomacale et de la compression que l'estomac, dilaté ou même distendu, exerce sur le cœur lui-même.

Si, en effet, les contractions vasculaires et artérielles périphériques avaient pour effet immédiat d'activer la circulation générale et d'alléger d'autant le travail musculaire du cœur (dont nous avons vu les contractions s'accélérer et augmenter de nombre, mais non d'intensité, sous l'influence des doses faibles de nicotine ou de tabac), il en sera tout autrement lorsque cette contraction périphérique, et salutaire dans ces conditions, fera place, dans des conditions différentes et opposées, à une contracture des mêmes muscles.

Celle-ci, au lieu de favoriser la circulation générale, aura pour effet immédiat d'augmenter les obstacles à la périphérie et la tension sanguine centrale.

D'où effort incessant du cœur, se traduisant par un ralentissement parfois considérable de ses contractions, qui augmentent pourtant d'intensité, dans le but de surmonter cet accroissement de résistance périphérique et cette exagération de la tension centrale, se propageant jusque dans ses cavités.

Heureux le fumeur si son cœur et ses vaisseaux sont alors solides et à toute épreuve ; car, sans parler de l'athérome que le tabagisme peut produire par lui-même, d'après certains auteurs, M. Peter entre autres, on verra des dilatations anévrysmales, des insuffisances valvulaires, des ruptures même ou des arrêts du cœur, se produire avec un extrême facilité, toutes les fois que ces organes, déjà malades, seront modifiés, par la nicotine ou le tabac, dans le sens que je viens de vous indiquer.

Enfin la contracture vésicale rendra l'urination peu facile. Il y aura dysurie, et elle sera d'autant plus intense que les troubles vasculaires périphériques, que je viens de signaler, sont peu faits pour rendre plus active la sécrétion du rein et celle de l'urine.

Le ralentissement du cœur, et par suite du pouls, est parfois tel dans ces conditions, que l'on compte à peine 45 pulsations par minute chez certains gros fumeurs, au lieu de 60 à 70, moyenne normale et physiologique.

Cet état de contraction des petites artères est appréciable non-seulement par les phénomènes précédents, dont je viens de vous entretenir, mais on peut même en constater bien souvent l'existence à l'œil nu, pour ainsi dire, et cela toutes les fois que, par suite de troubles oculaires amblyopiques, on est amené à examiner à l'ophthalmoscope le fond de l'œil d'un individu qui fait abus du tabac et qui est atteint de ce que les oculistes appellent la rétinite nicotinique.

Le artérioles de la rétine sont dans ce cas extrêmement

ténues et pour ainsi dire filiformes. La vue du sujet baisse sensiblement et progressivement de jour en jour, pendant que de leur côté diminuent l'acuité et le champ visuels. Le malade, contrairement à ce qui se produit dans l'alcoolisme, a le fond de l'œil, et particulièrement la rétine, anémique et profondément décoloré.

Il y voit, à l'inverse de l'alcoolique, plus le jour que la nuit. Et, chose extrêmement importante à noter, si l'on supprime le tabac on voit très-souvent du même coup disparaître les troubles oculaires, lorsque ceux-ci, cependant, ne sont pas trop invétérés et qu'ils ne sont pas compliqués des lésions alcooliques du fond de l'œil que nous avons précédemment étudiées.

L'alcoolisme et le tabagisme, ou nicotinisme, marchent en effet souvent ensemble, et l'on peut dire que, si *le boire fait fumer*, le fumer altère et fait boire, d'où la fréquence très-grande, chez un même individu, de ces deux habitudes si préjudiciables par leur excès.

Le cœur, comme l'œil, présente souvent les doubles troubles ou lésions alcooliques et tabagiques. Celles-ci, en dehors de ce que nous avons signalé plus haut, peuvent engendrer une contracture spasmodique des artères coronaires, ou vaisseaux nourriciers du cœur, déterminant souvent par ce mécanisme l'angine de poitrine (Huchard), parfois même la syncope ou la mort subite.

Dans ces cas, comme dans celui de troubles oculaires, ce n'est pas la diminution progressive de l'habitude qu'il faut obtenir de la part du fumeur, mais la suppression complète du tabac (Leroy de Méricourt).

Enfin, Messieurs, je n'ai point oublié que je dois, pour terminer cette étude de l'action du tabac sur l'économie, vous parler de ses effets, différents suivant la forme sous laquelle on l'emploie.

Les effets généraux, que le tabac soit chiqué, fumé ou prisé, peuvent être les mêmes.

La nicotine, son principe actif, avalée dans le premier cas comme dans le troisième, est surtout inhalée dans le second;

aussi les accidents pulmonaires et cardiaques seront-ils beaucoup plus fréquents chez le fumeur.

La nicotine a pourtant été rencontrée dans les divers points de l'économie chez les priseurs comme chez les fumeurs. Chez les premiers cependant, les inflammations de la muqueuse nasale (coryza), de la gorge (angine chronique), mais aussi du canal lacrymal et de l'œil, de la trompe d'Eustache et de l'oreille moyenne (d'où un léger degré de surdité), sont extrêmement communes; c'est à peu de chose près ce que l'on observe aussi chez le fumeur, moins peut-être chez le chiqueur.

Les accidents buccaux ne sont observés que chez les deux derniers.

C'est surtout le fumeur qui semble plus exposé que tout autre aux dangers les plus redoutables, résultant de l'usage et surtout de l'abus du tabac.

C'est ainsi que le cancer de la bouche ou des lèvres (Bouisson) serait fréquemment observé chez lui, soit qu'il résulte de l'action irritante de la nicotine elle-même sur les surfaces qui sont avec elle plus directement en contact, soit que la chaleur trop vive, sans atteindre pourtant la brûlure, les irrite à son tour et favorise la production du néoplasme.

Le brûle-gueule, ou pipe en terre très-courte, en est la cause à la fois la plus vulgaire et la plus efficace. Le cancer buccal ou de la langue a été cependant bien souvent observé chez les fumeurs de pipes longues ou de cigarettes.

De là la nécessité d'interposer entre le foyer (pipe) et la bouche une distance assez longue (tuyau allongé); de là aussi l'usage des porte-cigares, des porte-cigarettes et, en Turquie, du narghilhé ou pipe à eau, d'autant plus utile que la longueur en est plus considérable. Outre que, en effet, ils éloignent la chaleur des lèvres, ils éloignent aussi la nicotine, qui, volatilisable à 250° seulement, ne l'est pas au-dessous de cette température. Elle se précipite alors par le refroidissement et peut ainsi être retenue et collectée dans les tuyaux plus ou moins longs qu'elle a à parcourir entre le tabac qui brûle et la bouche qui aspire.

Ce ne sont pas là les seules précautions à prendre à l'égard du tabac.

C'est ainsi qu'au lieu de se confiner et de vivre dans une atmosphère saturée des vapeurs toxiques de cette substance, l'atmosphère d'un café, par exemple, le fumeur ne doit pas y prolonger son séjour.

Il doit s'abstenir de fumer dans son cabinet, comme dans sa chambre à coucher, car l'intoxication qui pourrait ne pas résulter pour lui de ce qu'il fume pourrait très-bien être la conséquence de ce qu'il respire.

On a aussi accusé le tabac de produire bien des maladies nerveuses, et en particulier l'ataxie locomotrice.

Tout en reconnaissant ses effets nicotiniques sur les nerfs sensibles périphériques (rétinite, fourmillements, engourdissements des membres), je crois que de bien grandes réserves doivent être faites à cet égard.

Ceci me conduit à vous parler de l'influence du tabac et de la nicotine sur le système nerveux en général.

Si une certaine lucidité d'esprit et un certain degré de suractivité cérébrale et intellectuelle résultent de l'absorption de faibles doses de nicotine, cela tient, à mon avis, à la circulation plus active dont les centres nerveux sont le siége, par le même mécanisme d'ailleurs que nous avons vu présider à la suractivité circulatoire générale, mais surtout périphérique et viscérale.

Ici encore, les doses physiologiques sont-elles dépassées, l'on voit aussitôt se produire les effets toxiques liés à l'ingestion de doses trop fortes.

La contracture artérielle périphérique se substituant à la contraction salutaire et énergique du début, il en résulte de l'anémie cérébrale et médullaire bientôt suivie, quand cette contracture vient à céder, d'une congestion simplement parétique d'abord, paralytique ensuite, se traduisant, dans la première période morbide, par un nervosime, une irritabilité plus ou moins marqués; dans la seconde, au contraire, par un affaissement cérébral et une apathie intellectuelle plus ou moins intenses; dans les deux, enfin, par un vice circulatoire et nutritif qui peut à la longue amener des lésions nerveuses d'autant plus intenses qu'il s'est répété plus souvent et avec plus d'intensité (anémie, congestion, inflammation, ramollissement, sclérose).

La dépression générale et nerveuse qui résulte de l'abus du tabac se traduit, d'un côté, par un affaiblissement musculaire considérable, une inertie, une apathie parfois très-marquées ; le désir pour le fumeur de rester immobile et inactif, d'éviter toute espèce de mouvement, la marche par exemple, le moindre effort, et, dans cet état d'extase, pour ainsi dire, et d'oisiveté contemplative, d'accroître son mal par l'exagération même de ce vice auquel il se livre, pour son malheur, avec tout l'abandon que lui permettent ses loisirs et son impuissance de volonté.

Non-seulement il se produit alors un relâchement musculaire général, un ralentissement, une lourdeur des diverses fonctions ; mais les attributs les plus nobles de l'humanité, la mémoire et l'intelligence, s'affaiblissent d'abord, s'obscurcissent et disparaissent ensuite.

Il ne reste au patient, arrivé à ce degré d'abrutissement, que l'aptitude à continuer de fumer, ce qui constitue bien souvent son occupation unique, constante et exclusive.

Que de fumeurs voyons-nous ainsi, suivant la prédilection de chacun, avec la pipe, le cigare ou la cigarette à la bouche toute la journée !

Les organes de la génération finissent à leur tour par ressentir les effets dépressifs de la déplorable habitude.

Sans parler de l'action du tabac sur les organes génitaux des ouvrières employées dans les manufactures, et chez lesquelles on me paraît avoir exagéré la fréquence, sous son influence, des troubles menstruels, des accouchements prématurés et même des avortements, je ne dois pas moins reconnaître à l'abus du tabac une action anaphrodisiaque assez marquée, c'est-à-dire que, sous son influence, habituelle ou trop forte, au même titre que les autres fonctions, celle de la génération languit, et le sens génésique entre dans une torpeur dont il est quelquefois difficile de le réveiller, si l'on ne songe à la cause réelle de ces phénomènes.

L'homme devient ainsi, par le fait même de son habitude, froid d'abord et bientôt impuissant.

L'érection difficile ou nulle rend souvent les rapprochements impossibles ou inefficaces.

Cet état de dégradation se rapproche par bien des points de celui que nous avons reconnu aux effets pernicieux de l'alcool; il présente pourtant certaines différences, que j'ai tenu, chemin faisant, à vous signaler.

Le soldat, pour se livrer à cette habitude, a bien des raisons, il faut le reconnaître.

L'oisiveté n'en est pas la principale, Dieu merci! Mais, si l'on tient compte de l'isolement qui résulte pour lui de l'éloignement de sa famille, du pays natal, de ses affections, de ses amitiés, lorsqu'il arrive au régiment, on comprendra qu'à ses moments perdus, qui ne sont pourtant pas nombreux, surtout alors, mais que l'hygiène impose même au soldat; on comprendra, dis-je, que le conscrit cherche dans le bien-être ou l'oubli que lui procurent l'alcool, d'une part, et le tabac, de l'autre, un remède à ses préoccupations et à ses maux, qui ne sont pas, habituellement du moins, de longue durée.

C'est précisément ce qui le conduit à la double habitude que j'ai étudiée devant vous et dont j'ai essayé de vous indiquer les dangers, soit que, n'existant pas encore au moment de son incorporation, elle s'établisse, soit qu'existant déjà, elle s'aggrave ou s'accentue à ce moment.

La contagion, d'ailleurs, est facile, et l'habitude conduit souvent à l'excès.

Quand il commence à s'acclimater, au corps, le jeune soldat, trouvant dans ses compagnons d'armes des amis, dans sa garnison des affections souvent plus intimes, parfois aussi plus dangereuses que celles qu'il a laissées dans son pays natal, à ce moment le mal est fait: l'habitude de l'alcool et celle du tabac, que dis-je? l'abus de l'un et de l'autre, existe peut-être. Ils sont accrus bien souvent, non par la guerre, toujours transitoire et passagère à notre époque, mais par l'isolement dans certains pays éloignés de la mère-patrie, ou dans des climats rigoureux, froids ou chauds.

Parfois aussi une troisième habitude, tout aussi débilitante que les précédentes et non moins préjudiciable qu'elles, peut venir s'y ajouter.

Vous le voyez, Messieurs, ma conclusion ressemble singulièrement à mes prémisses :

> Le vin, l'amour et le tabac,
> Voilà le refrain du bivouac.

En terminant aujourd'hui ce que j'avais à vous dire sur le
tabac considéré au point de vue hygiénique, et pour ne pas vous
laisser plus longtemps sous l'impression fâcheuse qu'a pu vous
produire le tableau, peut-être un peu sombre, de son abus, que
je viens de dérouler sous vos yeux, je m'empresserai d'ajouter qu'il est, jusqu'à un certain point, facile et aisé d'éviter
ces fâcheux résultats en s'en tenant aux règles hygiéniques
suivantes :

1° D'abord, ne fumer à jeun que tout à fait exceptionnelle-
ment ;

2° Fumer, surtout après les repas, un cigare matin et soir,
comme le conseille M. le Dr Pécholier, ou son équivalent en
pipes ou en cigarettes ;

3° Faire usage de longs tuyaux, destinés à éloigner non-
seulement la chaleur, mais aussi la nicotine vaporisée, des
muqueuses : labiale, buccale, pharyngienne et respiratoire ;

4° Enfin choisir, lorsqu'on fume beaucoup, ce qu'il est pourtant préférable d'éviter, un tabac peu riche en nicotine.

D'après M. Schloesing, ingénieur des tabacs et professeur
à l'École des manufactures de l'État, la richesse en nicotine
des principaux tabacs employés en France est la suivante, en
négligeant les décimales : Lot, 7 pour 100 ; Lot-et-Garonne, 7 ;
Nord, 6 ; Ille-et-Vilaine, 6 ; Virginie, 6 ; Kentucky, 6 ; Pas-de-
Calais, 4 ; Alsace, 3 ; Maryland, 2 ; Havane, 2.

Pour le tabac comme pour l'alcool, on peut dire que, si
l'abus présente des dangers, le simple usage est dépourvu de
toute espèce d'inconvénient.

Il offre même certains avantages, comme je crois vous
l'avoir démontré.

Messieurs et chers Camarades,

Arrivé au terme du mandat si honorable que l'extrême bien-
veillance du Colonel a daigné me confier, je ne puis me dis-

simuler l'insuffisance et les lacunes de mon exposition. Cette tâche délicate, je l'ai acceptée avec courage, comptant bien moins sur mes forces que sur votre indulgence. Vous me l'avez largement accordée; permettez-moi de vous en remercier et de vous dire que j'en suis touché et profondément reconnaissant.

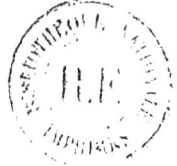